BEI GRIN MACHT SICH IHR WISSEN BEZAHLT

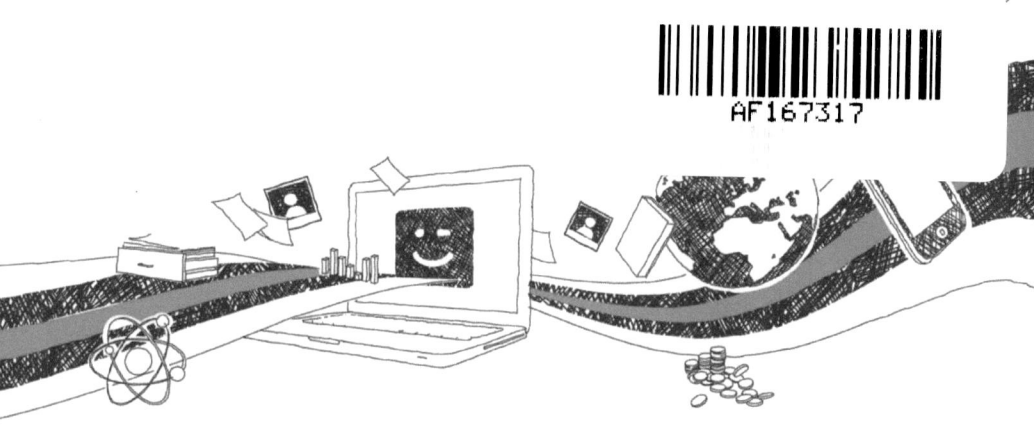

AF167317

- Wir veröffentlichen Ihre Hausarbeit, Bachelor- und Masterarbeit

- Ihr eigenes eBook und Buch - weltweit in allen wichtigen Shops

- Verdienen Sie an jedem Verkauf

Jetzt bei www.GRIN.com hochladen und kostenlos publizieren

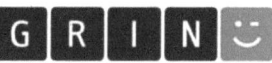

Selbstdiagnose von Rückenschmerzen mit Internetrecherche

Jonas Hansen

Bibliografische Information der Deutschen Nationalbibliothek:

Die Deutsche Nationalbibliothek verzeichnet diese Publikation in der Deutschen Nationalbibliografie; detaillierte bibliografische Daten sind im Internet über http://dnb.d-nb.de abrufbar.

ISBN: 9783346777034
Dieses Buch ist auch als E-Book erhältlich.

© GRIN Publishing GmbH
Nymphenburger Straße 86
80636 München

Druck und Bindung: Books on Demand GmbH, Norderstedt Germany
Gedruckt auf säurefreiem Papier aus verantwortungsvollen Quellen

Das vorliegende Werk wurde sorgfältig erarbeitet. Dennoch übernehmen Autoren und Verlag für die Richtigkeit von Angaben, Hinweisen, Links und Ratschlägen sowie eventuelle Druckfehler keine Haftung.

Das Buch bei GRIN: https://www.grin.com/document/1305800

Stiftung Universität Hildesheim
Institut für Sportwissenschaft

Selbstdiagnose von Rückenschmerzen mit Internetrecherche

Wissenschaftliche Hausarbeit im
Bachelor- Studiengang Polyvalenter Zwei-Fächer-Bachelor mit Lehramtsoption

Wintersemester 2021/2022

Seminar: Diagnostik und Beratung

Vorgelegt von
Name: Jonas Hansen
Semester   1

Abgabedatum: 31.03.2022

Inhaltsverzeichnis

Tabellenverzeichnis

1 Einleitung: Selbstdiagnose von Rücken-schmerzen mit Internetrecherche

Im Rahmen des Seminars „Diagnostik und Beratung" wurde das Forschungsfeld von Sport mit Blickpunkt auf Basis-, Prozess- und Verhaltensdiagnostik behandelt. Im Vordergrund des Seminars stand das Erstellen einer wissenschaftlichen Arbeit mit Hilfe von Verfahren zur Durchführung von Hypothesentests.

Im Zeitalter von digitalen Medien, vollen Arbeitswochen und unzähligen Terminen nutzen bei physischen Schmerzen immer mehr Menschen das Internet. So kommt es häufig vor, dass bei akuten Schmerzen die eigene Internetrecherche dem Arztbesuch präferiert wird. Viele Menschen haben oft nicht die Zeit, einen Arzt oder ein Krankenhaus zu besuchen, mehrere Stunden im Wartezimmer zu verbringen und anschließend auf überfüllten Straßen wieder nach Hause zu fahren. Eine Selbstdiagnose mithilfe des Internets scheint hier meist zeitsparender und bequemer zu sein. Auf dieser Grundlage lassen sich allerdings auch einige Problemstellungen erkennen. Es ist unklar, wie tragfähig eine solche Diagnose ist, ob sie wirklich hilfreich ist, und wie viele Menschen in den unterschiedlichen Altersklassen eine Internetrecherche dem Arztbesuch vorziehen. Allerdings ist dies ein bisher kaum erforschtes Feld, welches im Folgenden einmal genauer untersucht wurde. Dabei wurde folgende Fragestellung entwickelt:

Inwiefern werden digitale Medien zu einer Selbstdiagnose bei physischen Rü-ckenschmerzen genutzt?

In dieser wissenschaftlichen Arbeit wird die erarbeitete Forschungshypothese, gefolgt von der ausführlich dargestellten Methodik, die dieser Arbeit zugrunde liegt, erläutert. Im Anschluss folgen die Ergebnisse und ein Ausblick auf zukünftige Forschungen in diesem Bereich, inklusive einer Einordnung der Relevanz dieser wissenschaftlichen Arbeit für die Forschung.

2 Schmerzen und Gesundheitsinformationen mithilfe des Internets

In den folgenden Unterkapiteln werden die relevanten theoretischen Hintergründe und aktuelle Forschungserkenntnisse dargelegt. Dabei werden die Untersuchungsgegenstände Schmerz sowie Selbstdiagnostik durch das Internet am Beispiel von Zahnmedizinstudent*innen erläutert.

2.1 „Schmerz" als Untersuchungsgegenstand

Für die Kategorisierung und Definition des Begriffes „Schmerz" zeigen sich in der Literatur unterschiedliche Versuche. *Schmerz* definiert im Allgemeinen ein subjektives „unangenehmes Sinnes- und Gefühlserlebnis, das[s] mit aktueller und potenzieller Gewebsschädigung verknüpft ist" (Kröner-Herwig, Klinger, Frettlöh, Klinger, Nilges, 2011, S. 4). Aufgrund dieser allgemeinen Definition von physischem Schmerz als unangenehme Reizwahrnehmung ergeben sich vielzählige Klassifikationen, wie zum Beispiel durch die Differenzierung von akutem und chronischem Schmerz.

Eine fast tägliche Erfahrung des Menschen ist das Erleben des akuten Schmerzes, die eine unangenehme Reizwahrnehmung hervorruft und zwischen einigen Sekunden und wenigen Wochen andauern kann. Chronischer Schmerz hingegen ist ein anhaltender oder rezidivierender Schmerz. Die zeitliche Grenze bei einer geläufigen Definition von chronischem Schmerz liegt bei einer Dauer von mehr als 12 Wochen. Ein bekanntes Modell für die zeitliche Erfassung von chronischem Schmerz ist das Mainzer Stadienmodel, wonach die Stufen der Chronifizierung unter Berücksichtigung von qualitativen Faktoren, wie zum Beispiel der Behandlung, erfasst werden (vgl. Kröner-Herwig et al., 2011, S. 4 f.).

Mit der Schmerzintensität, der Art des Schmerzgefühls, der Schmerzlokalisierung oder der Schmerzgeschichte und Schmerzveränderung kommen zusätzlich weitere Differenzierungsmöglichkeiten hinzu.

Neben der Differenzierung zwischen chronischen und akuten Schmerzen ist für diese Forschungsarbeit die Schmerzlokalisierung interessant. Dabei wird gezielt auf den Bereich des Rückens eingegangen. Rückenschmerzen werden meist in der Region der Lende oder des Gesäßes lokalisiert, wobei der Lumbalbereich betroffen ist. Rund 22 Prozent der Frauen und 16 Prozent der Männer leiden in Deutschland Studien nach unter chronischen Rückenschmerzen (vgl. Kröner-Herwig et al., 2011, S. 20).

2.2 Gesundheitsinformationen mit Hilfe des Internets

Mit der zunehmenden Verbreitung des Internets und den damit einhergehenden Recherche-möglichkeiten haben sich auch die Möglichkeiten, an Gesundheitsinformationen zu gelangen, geändert. Brann und Anderson stellten bereits 2002 fest, dass Millionen von Amerikaner*innen im Internet nach Gesundheitsinformationen suchten (vgl. Brann & Anderson, 2002, S. 403). Dabei war die Suche nach Informationen zur Gesundheit unter den drei Hauptgründen, das Internet zu benutzen (vgl. Brann & Anderson, 2002, S. 404). Mit dem Zugang zu diesen Informationen können die Nutzer stärker in ihre eigene Gesundheitsversorgung einbezogen werden (vgl. Brann & Anderson, 2002, S. 404).

Dadurch, dass man sich heutzutage zu jedem Zeitpunkt im Internet über gesundheitliche Fragestellungen informieren kann, steigt auch das Verlangen nach Selbstbestimmung. Demnach haben Patienten den Wunsch, bei gesundheitlichen Fragen mitzuentscheiden und ihr angeeignetes Wissen einzubringen. Durch das vermehrte Interesse nach Eigenverantwortlichkeit in gesundheitlichen Fragen erfreuen sich digitale medizinische Angebote hoher Beliebtheit (vgl. Stetina & Kryspin-Exner, 2009, S. 211).

Aus der Studie von Dutta-Bergmann (2004, S. 285) wird ersichtlich, dass die Suche nach Gesundheitsinformationen im Internet ein aktiver Prozess ist, weshalb vor allem Menschen mit einem ausgeprägten Gesundheitsbewusstsein dieses Medium zur Informationsbeschaffung bei gesundheitlichen Themen nutzen (vgl. Dutta-Bergmann, 2004, S. 285).

Des Weiteren ist mit 45% der überwiegende Teil der Menschen, die nach gesundheitsbezogenen Informationen suchen, im Alter zwischen 30 und 49 Jahren. Die Altersgruppen der 18- bis 29, sowie der 50- bis 64-Jährigen machen dagegen nur einen Anteil von 23% aus. Entscheidende Faktoren für eine Recherche im

Internet waren hier ein schneller und einfacher Zugang und die Erfahrung im Umgang mit dem Internet (vgl. Stetina & Kryspin-Exner, 2009, S. 218).

Die Studie von Halawani et al. (2019) befasst sich mit der Selbstdiagnose- und dem Selbstmanagement von Studenten in und um Riyadh in Bezug auf Zahnschmerzen. 54% der Student*innen, die Zahnschmerzen aufwiesen, bezogen sich auf eine Selbstdiagnose und behandelten die Schmerzen selbst. Aus dem Fragebogen geht hervor, dass insgesamt 73% der Befragten unter Zahnfleischproblemen, Zahnschmerzen, sowie weiteren oralen Gesundheitsproblemen leiden. Hierbei suchten 57% nach Symptomen mithilfe des Internets, um Erkenntnisse über eine Diagnose zu erlangen. 35% der Student*innen haben das Internet als hilfreiches Recherchemedium zur Selbstdiagnose und Selbstbehandlung für nützlich empfunden (vgl. Halawani et. al., 2019).

3 Zusammenfassung und Diskussion

In Anbetracht des Themas und der daraus folgenden Problemstellung ergibt sich die folgende Forschungshypothese.

Bei Rückenschmerzen wird die Ursache mit Hilfe von digitalen Medien selbst diagnostiziert.

Das Buch „Psychologische Schmerztherapie" von Heinz-Dieter Basler, Carmen Franz, Birgit Kröner-Herwig und Hans-Peter Rehfisch beschäftigt sich unter anderem mit verschiedenen Krankheitsbildern, insbesondere mit Rückenschmerzen. Im Zuge dessen wird erklärt, dass die rückenschmerzbedingten Krankheitstage innerhalb der letzten 30 Jahre (Stand 1998) mindestens um das 10-fache angestiegen sind. Aufgrund des enormen Anstiegs in Bezug auf dieses Krankheitsbild lässt sich die Forschungshypothese ableiten.

Weiterhin wird durch die Entwicklung am Arbeitsmarkt ein enormer Anstieg des Dienstleistungssektors deutlich, mit denen starke psychosoziale Arbeitsbelastungen einhergehen. So nahmen einerseits Stress und Depressionen aber auch arbeitsbedingte Nacken- und Rückenschmerzen bei Männern und Frauen stark zu (vgl. Seidler, Euler, Letzel, Nowak, 2015, S. 16). Dies lässt sich auf die fortschreitende technologische Entwicklung in der modernen Arbeitswelt sowie die generelle veränderte Funktion der Arbeit zurückführen. Hinzu kommt die aktuelle Lage der Corona Pandemie, bei der nach Umfragen zufolge im März und April 2020 rund 26,5 % der Arbeitnehmer im Homeoffice arbeiteten Gegenüber 12 % vor der Krise ist dies eine mehr als Verdoppelung. (vgl. Möhring, Naumann, Reifenscheid, 2020, S. 4) Da ist es nicht verwunderlich, dass *Rückenschmerzen* in der erwachsenden Bevölkerung für knapp ein Fünftel der Berufsunfähigkeitstage verantwortlich sind und sogar den zweiten Platz bei den krankheitsbedingten vorzeitigen Berentungen (vgl. Seidler, Euler, Letzel, Nowak, 2015, S. 17).

4 Methode

In diesem Kapitel wird das methodische Vorgehen der Studie beschrieben. Hierbei geht es vorrangig um die Planung und Operationalisierung sowie der Herangehensweise zur Auswertung der erhobenen Daten.

4.1 Vorüberlegungen und Versuchsplanung

Die in Kapitel 3 dargelegte These bestimmte die Strukturierung und Planung des weiteren Verfahrens, um empirische und valide Ergebnisse darlegen zu können. Hierbei wurden Kategorien wie die Nutzung von digitalen Medien zur Selbstdiagnose oder die Schmerzregion und -dauer gebildet, die zur Überprüfung der Hypothese abzielen.

Aufgrund der stetig zunehmenden Digitalisierung war bereits im Rahmen der Vorüberlegungen klar, dass viele Menschen internetfähige digitale Medien benutzen. Im Vordergrund stand nun jedoch, die Internetnutzung mit physischen Schmerzen, speziell Rückenschmerzen, zu kontextualisieren. Hierbei wurde keine genaue Zielgruppe festgelegt. Sowohl junge, alte, sportliche und unsportliche Menschen hatten die Möglichkeit an dem Projekt teilzunehmen. Dennoch lässt sich im Vorfeld eine Tendenz vermuten, denn wie in der Studie „Medien im Alltag junger Menschen" von Walter Klingler, Sabine Feierabend und Irina Turecek untersucht wurde, ist seit 2010 (Beginn der Statistik) bis 2014 (bis dato Ende der Statistik) ein deutlicher Anstieg der Internetnutzung von jungen Menschen zu erkennen. Demnach lässt sich vermuten, dass überwiegend junge Menschen an digitalen Umfragen teilnehmen und der Anteil an Selbstdiagnosen mit Hilfe des Internets bei jungen Menschen höher ist.

Die Differenzierung in akute und chronische Schmerzen, wie in Kapitel 2.1 beschrieben wurde hierbei nicht vorgenommen, da es für die Überprüfung der Hypothese nicht relevant ist. Der Fokus lag auf der Feststellung, ob die Teilnehmenden bei Rückenschmerzen eine Selbstdiagnose stellen oder keine Selbstdiagnose stellen und/oder den Weg zum Arzt auf sich nehmen.

4.2 Empirisch-inhaltliche Hypothesen

Die Operationalisierung führte zu konkreten, empirisch-inhaltlichen Thesen (Hussy, Schreier, Echterhoff, 2013, S. 40). Mittels einer Umfrage sollten gezielt Erkenntnisse zu der empirisch-inhaltlichen Hypothese getroffen werden.

Um einen Zusammenhang zwischen der Selbstdiagnose mit digitalen Medien und dem physischen Schmerz im Rücken festzustellen, wurden diese beiden Variablen kodiert. Zusätzlich wurde von den teilnehmenden das Alter und das Geschlecht abgefragt, wobei hierbei nur in männlich und weiblich unterschieden wurde. Diese Variablen dienen zur späteren Veranschaulichung in einem Balkendiagramm und der Verteilung der Selbstdiagnosen. Die Vorüberlegungen haben eine Tendenz ergeben, dass eher jüngere Menschen einen Hang zur Selbstdiagnose durch digitale Medien haben. Dies kann mit der Abfrage der Variablen Alter und Geschlecht grafisch dargestellt werden und so einen Aufschluss über die Entwicklung dieses Zusammenhangs darstellen. Für die Variable Alter wurde dabei lediglich in jung (bis 35 Jahre) und alt (ab 36 Jahre) unterscheiden.

4.3 Stichprobe

Per URL-Link wurde eine selbstproduzierte Umfrage in digitalen Medien wie WhatsApp oder Instagram veröffentlicht und geteilt. Dies ermöglichte eine möglichst große Bandbreite an Teilnehmer*innen auch in Zeiten von Corona zu erreichen. Insgesamt wurden 64 Interviews in die Datenbank überführt und ausgewertet. Dies erfolgte im Zeitraum vom 15.03.2022 bis zum 22.03.2022. Der URL-Link war jederzeit über ein internetfähiges Medium online abrufbar, sodass keine Störfaktoren bemängelt wurden.

4.4 Versuchsdurchführung

Zur Datenerhebung wurde eine quantitative Umfrage mit Hilfe der Plattform „survio.com" erstellt.

Die Teilnehmer*innen hatten über ihre digitalen Endgeräte freien Zugriff auf den Umfragebogen. In Zusammenhang mit der Teilnahme mussten keine persönlichen Daten, welche die Anonymität gefährden, angeben werden, sodass ihnen Anonymität zugesichert war.

In der Umfrage wurde das Geschlecht, definiert als männlich oder weiblich und das Alter, definiert als jung (bis 35 Jahre) und alt (ab 36 Jahre) abgefragt. Anschließend wurde mit der Frage nach Rückenschmerzen oder anderen Schmerzen festgestellt, ob die Teilnehmer*innen bereits an physischen Schmerzen litten oder bisher davon verschont blieben. Die abschließende Frage klärte dann wie sie mit diesen Schmerzen umgegangen sind und wie diagnostiziert wurde. Zur Auswahl gab es die Selbstdiagnose mit Hilfe einer Internetrecherche oder keine Selbstdiagnose und/oder einen Arztbesuch. Für Diejenigen, die bisher von Schmerzen verschont blieben, gab es die Antwort, „Bisher noch keine physischen Schmerzen". Diese wurden dann nicht in die Datenanalyse eingeschlossen.

4.5 Datenaufbereitung

Nach Beendigung der Umfrage wurden die übermittelten Daten gesammelt und in Microsoft Excel überführt. Die exportierten Daten wurden geordnet und bei Excel kodiert. Die Kodierung ermöglicht einen besseren Überblick der Daten. (vgl. Tabelle 1: Kodierung der Variablen)

Tabelle 1: Kodierung der Variablen

Variablenname	Label	Kodierung
Geschlecht	Geschlecht	1 = männlich 2 = weiblich
Alter	Alter	1 = bis 35 Jahre 2 = ab 36 Jahre
Schmerzen	Wo wurde Schmerz empfunden?	0 = Gar nicht 1 = Rücken 2 = Andere Körperregion
Selbstdiagnose	Wurde im Internet nach Ursachen gesucht und eine Selbstdiagnose durchgeführt?	0 = Nein/Arztbesuch 1 = Ja

Mit den kodierten Daten wurde dann in Excel ein Chi-Quadrat-Test durchgeführt und die Forschungshypothese auf Signifikanz geprüft. Zusätzlich konnten noch

Aussagen darüber getroffen werden, wie alt die Teilnehmenden der Umfrage waren und welches Geschlecht sie hatten. Mit Hilfe dieser Daten wurde dann in Kombination mit den Daten zur Selbstdiagnose und Schmerzanalyse zur Veranschaulichung ein Balkendiagramm erstellt. Dieses Diagramm dient für die detaillierte Aufbereitung der Umfrage und gibt Aufschluss darüber, ob wie in Kapitel 4.1 vermutet, eher junge Menschen dazu neigen eine Selbstdiagnose bei physischen Schmerzen durchzuführen.

5 Ergebnisse

Innerhalb des Zeitraums der Erhebung konnten 63 gültige Fälle erfasst werden. Als gültig wurden diejenigen Fälle gewertet, in denen die Umfrage komplett durchgeführt wurde und die Teilnehmenden physische Schmerzen empfunden haben. Lediglich ein*e Teilnehmer*in wurde daher nicht berücksichtigt.

Der Großteil der Teilnehmenden lässt sich der jüngeren Altersgruppe zuordnen. Es entfallen insgesamt 50 Fälle der erhobenen Daten auf Teilnehmende bis 35 Jahre, was einen Anteil von 79% der gesamten Umfrage ausmacht (vgl. Tabelle 3: Alter). Dies bestärkt die Annahme aus Kapitel 4.1 und den daraus resultierenden Trend von jungen Menschen vermehrt das Internet zu nutzen. Von diesen 79% jungen Teilnehmenden waren 56% männlichen Geschlechts und 44% waren weiblich. Eine ähnliche Verteilung liegt bei den älteren Teilnehmern vor. Dort waren von insgesamt 13 Teilnehmenden, 8 männliche (62,0%) und 5 weibliche Teilnehmende (38,0%) vertreten. Die Auswertung der Zahlen für die Selbstdiagnose zeigt, dass 75% der Befragten eine Selbstdiagnose gestellt haben (vgl. Tabelle 5: Selbstdiagnose). Dies und der Grund der erhöhten Anzahl junger Menschen als Teilnehmender an der Umfrage zeigt, dass sich die aus der Studie „Medien im Alltag junger Menschen" gewonnenen Erkenntnisse vergleichen lassen. Allerdings ist der Unterschied zu denen, die keine Selbstdiagnose gestellt haben nicht signifikant höher, sodass die Studie nicht bestätigt werden kann. Dennoch ist der Anteil an Selbstdiagnosen höher als die Anzahl der Arztbesuche, was einen Trend abzeichnen lässt.

Bei der Schmerzempfindung gaben 60,9% an unter Rückenschmerzen zu leiden und 37,5% unter anderen physischen Schmerzen (vgl. Tabelle 4: Schmerzen). Lediglich eine Person hat bisher noch keine physischen Schmerzen empfunden und wird für die weitere Ergebnisanalyse nicht berücksichtigt.

Um die Forschungshypothese zu überprüfen, wurden die beiden Variablen der Selbstdiagnose im Internet und der Schmerzempfindung mithilfe einer Kreuztabelle und des Chi-Quadrat-Verfahrens auf eine gemeinsame Korrelation hin überprüft. Der Chi-Quadrat-Test wurde mit Excel durchgeführt und die Ergebnisse in einer Tabelle festgehalten (vgl. Tabelle 7: Chi-Quadrat-Test). Anhand der errechneten Werte lässt sich keine signifikante Korrelation feststellen, da der p-Wert bei dem Testverfahren mit 0,663 deutlich über dem notwendigen Wert von höchstens 0,05 lag.

Die Ergebnisse zeigen folglich, dass zwischen den Variablen keine signifikante Korrelation besteht und die Forschungshypothese somit nicht bestätigt werden kann.

6 Diskussion und Ausblick

Schwerpunkt dieser Arbeit war es die Nutzung des Internets als Mittel der Selbstdiagnose in Hinblick auf Rückenschmerzen zu kontextualisieren. Die in Kapitel drei beschriebenen Erkenntnisse aus anderen Studien unterstreichen die Bedeutung des Mediums Internet für eine Selbstdiagnose bei physischen Erkrankungen. So betonen Halawani et al. (2019) in ihrer Studie, dass 57% der Zahnerkrankten das Internet zur Hilfe nehmen. In den USA sind es etwa 8 Millionen Menschen, die täglich das Internet als Informationsmedium nutzen (Fox, 2006).

Die Neuartigkeit der Studie in dieser Arbeit lag darin bei Rückenschmerzen die Bedeutung des Internets als Medium der Selbstdiagnose herauszufinden. Anhand der aufgestellten Variablen und Charakteristiken wurde die Forschungshypothese aufgestellt und die Abhängigkeit der Variablen konnte überprüft werden. Die Auswertung der Hypothese bringt jedoch die Erkenntnis, dass digitale Medien zur Selbstdiagnose bei Rückenschmerzen zwar genutzt werden, sich aber keine signifikante Korrelation feststellen lässt.

Grundsätzlich waren der Rahmen und Zeitpunkt dieser Studie passend gewählt. Im Zuge der ansteigenden Digitalisierung, bestärkt durch die Coronaeinschränkungen, genießt das Internet einen hohen Stellenwert. Gerade in Zeiten der Pandemie haben Menschen möglicherweise Angst vor einer erhöhten Ansteckungsgefahr bei Arztbesuchen, wodurch vermehrt das Internet genutzt wird. So konnten sich möglicherweise viele Teilnehmer*innen mit der Studie identifizieren. Das Internet bringt schnelle Erkenntnisse, wodurch Wartezeiten bei Sprechstunden vermieden werden können. Oftmals findet man im Internet jedoch viele und nicht exakt definierbare Informationen über Krankheitsbilder, wodurch Unsicherheiten über die Diagnose des eigenen Krankheitsbildes entstehen können. Der Arzt kann eine genaue Diagnose stellen. Das Internet ist demnach mit Vorsicht zu genießen, weshalb es meist nur als Orientierung empfohlen werden kann. Hierbei wäre es hilfreich mittels geeigneter Verfahren die Genauigkeit der Diagnosen mithilfe des Internets auszuwerten. Dabei kann die Seriosität und Glaubwürdigkeit des Internets geprüft werden, um möglicherweise für einen Arztbesuch zu sensibilisieren.

7 Literaturverzeichnis

Basler, H.-D., Franz, C., Kröner-Herwig, B., & Rehfisch, H.-P. (2004). *Psychologische Schmerztherapie*. Berlin: Springer.

Brann, M., & G., A. J. (2002). *E-Medicine and Health Care Consumers: Recognizing Current Problems and Possible Resolutions for a Safer Environment*. Health Care Analysis 10 (403-415).

Dutta- Bergman, M. J. (2004). Primary sources of health information: Comparisons in the do-main of health attitudes, health cognition, and health behaviors. *Health Communication*, 273-288. Von https://doi.org/10.1207/S15327027HC1603_1 abgerufen am 22.03.2022

Euler, U., Letzel, S., Nowak, D., & Seidler, A. (2015). *Gesunde Gestaltung von Büroarbeitsplätzen: Arbeitsmedizinische Aspekte - Physikalische Einflussfaktoren - Gefahrstoffexposition - Organisationsformen*. Heidelberg: ecomed Medizin.

Fox, S. (29. Oktober 2006). *Pew Research Center*. Von https://www.pewresearch.org/internet/2006/10/29/online-health-search-2006/ abgerufen 30.03.2022

Halawani, S. M., Swapna, L. A., Al-Harbi, S., Hamdi, B. N., Masaad, F., & Koppolu, P. (2019). *Self-diagnosis & pain management in dental students in Riyadh, KSA*. Von Pan African Medical Journal: https://www.panafrican-med-journal.com/content/article/34/198/full abgerufen am 22.03.2022

Hussy, W., Schreier, M., & Echterhoff, G. (2013). *Forschungsmethoden in Psychologie und Sozialwis-senschaften für Bachelor (2., überarb. Aufl.)*. Springer.

Klingler, W., Feierabend, S., & Turecek, I. (April 2015). *ARD-media.de*. Von
    Media Perspektiven - Medien im Alltag junger: https://www.ard-
    media.de/fileadmin/user_upload/media-
    perspektiven/pdf/2015/042015_Klingler_Feierabend_Turecek.pdf
    abgerufen am 23.03.2022

Kröner-Herwig, B., Frettlöh, S., Klinger, R., & Nilges, P. (2011).
    *Schmerzpsychotherapie. Grundlagen- Diagnpostik- Krankheitsbilder-
    Behandlung*. Berlin: Springer.

Möhring, K., Naumann, E., & Reifenscheid, M. e. (16. April 2020). *Mannheimer
    Corona-Studie*. Von Uni Mannheim: https://www.uni-
    mannheim.de/media/Einrichtungen/gip/Corona_Studie/2020-04-
    16_Schwerpunktbericht_Erwerbstaetigkeit.pdf abgerufen am 23.03.2022

Stetina, B., & Kryspin- Exner, I. (2009). *Gesundheit und Neue Medien –
    Psychologische Aspekte der Interkation mit Informations- und
    Kommunikationstechnologien*. Wien: Springer.

Tesarz, J. (2020). Schmerzen bei Sportlern. *MMW - Fortschritte der Medizin*, S.
    60-65.

Anhang

Tabelle 2: Geschlecht

Häufigkeiten für Geschlecht

Geschlecht	Häufigkeit	Prozent
1	36	57,0%
2	27	43,0%
Gesamt	63	100,0%

Tabelle 3: Alter

Häufigkeiten für Alter

Alter	Häufigkeit	Prozent
1	50	79,0%
2	13	21,0%
Gesamt	63	100,0%

Tabelle 4: Schmerzen

Häufigkeiten für Schmerzen

Schmerz	Häufigkeit	Prozent
0	1	1,6%
1	39	60,9%
2	24	37,5%
Gesamt	64	100,0%

Tabelle 5: Selbstdiagnose

Häufigkeiten für Selbstdiagnose

Diagnose	Häufigkeit	Prozent
0	15	23,4%
1	48	75,0%
Gesamt	64	100,0%

Tabelle 6: Kontingenztabelle Schmerz - Selbstdiagnose

Selbstdiagnose/Schmerz	1	2	Gesamt
0	10	5	15
1	29	19	48
Gesamt	39	24	63

Tabelle 7: Chi-Quadrat-Test

Chi- Quadrat-Test

	Wert	df	p
X^2	0,187	1	0,663
N	63		

BEI GRIN MACHT SICH IHR WISSEN BEZAHLT

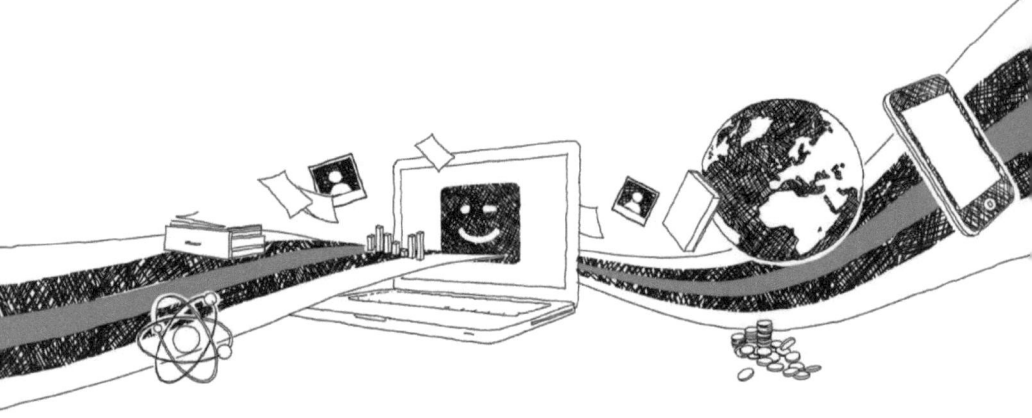

- Wir veröffentlichen Ihre Hausarbeit,
  Bachelor- und Masterarbeit

- Ihr eigenes eBook und Buch -
  weltweit in allen wichtigen Shops

- Verdienen Sie an jedem Verkauf

Jetzt bei www.GRIN.com hochladen und kostenlos publizieren

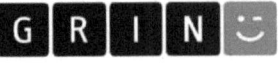